OX 퀴즈

설명을 보고 맞으면 O, 틀리면 X에 동그라미 해보세요.

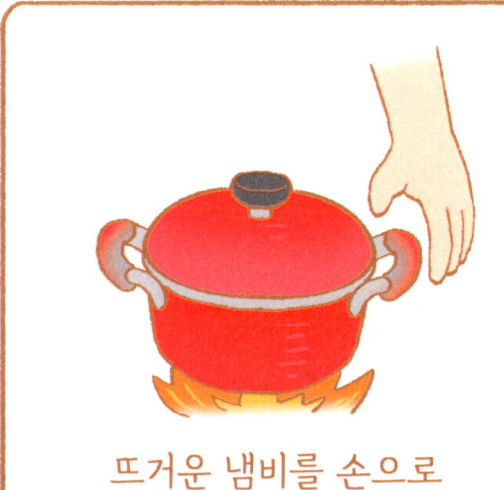

뜨거운 냄비를 손으로 잠깐 잡는 것은 괜찮다.

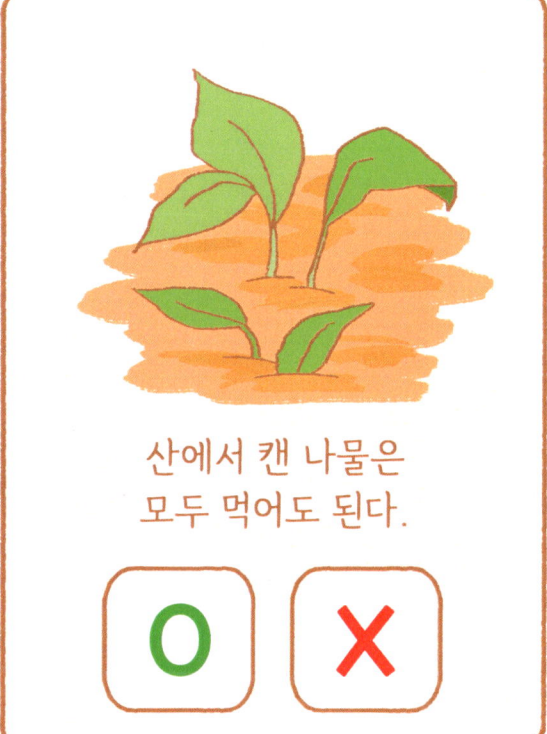

산에서 캔 나물은 모두 먹어도 된다.

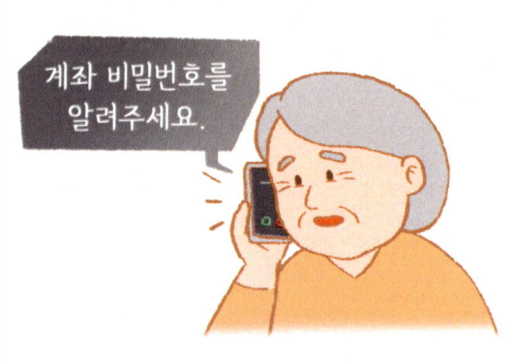

모르는 번호로 전화가 왔을 때 개인 정보를 이야기하지 않는다.

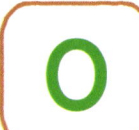 

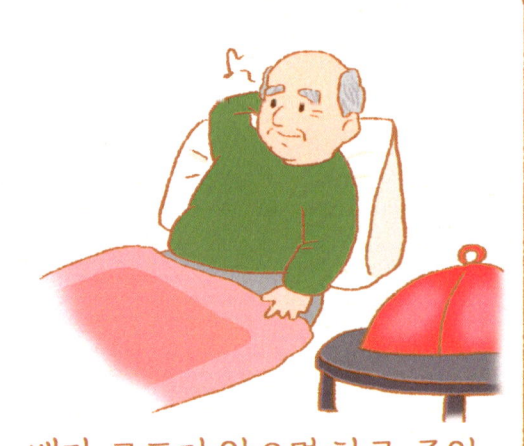

배가 고프지 않으면 하루 종일 식사를 건너뛰어도 된다.

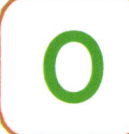 

가로세로 낱말퀴즈

힌트를 보고 가로세로 낱말퀴즈를 풀어보세요.

가로 ❷
장독 따위를 놓아두려고 뜰 안에 좀 높직하게 만들어 놓은 곳

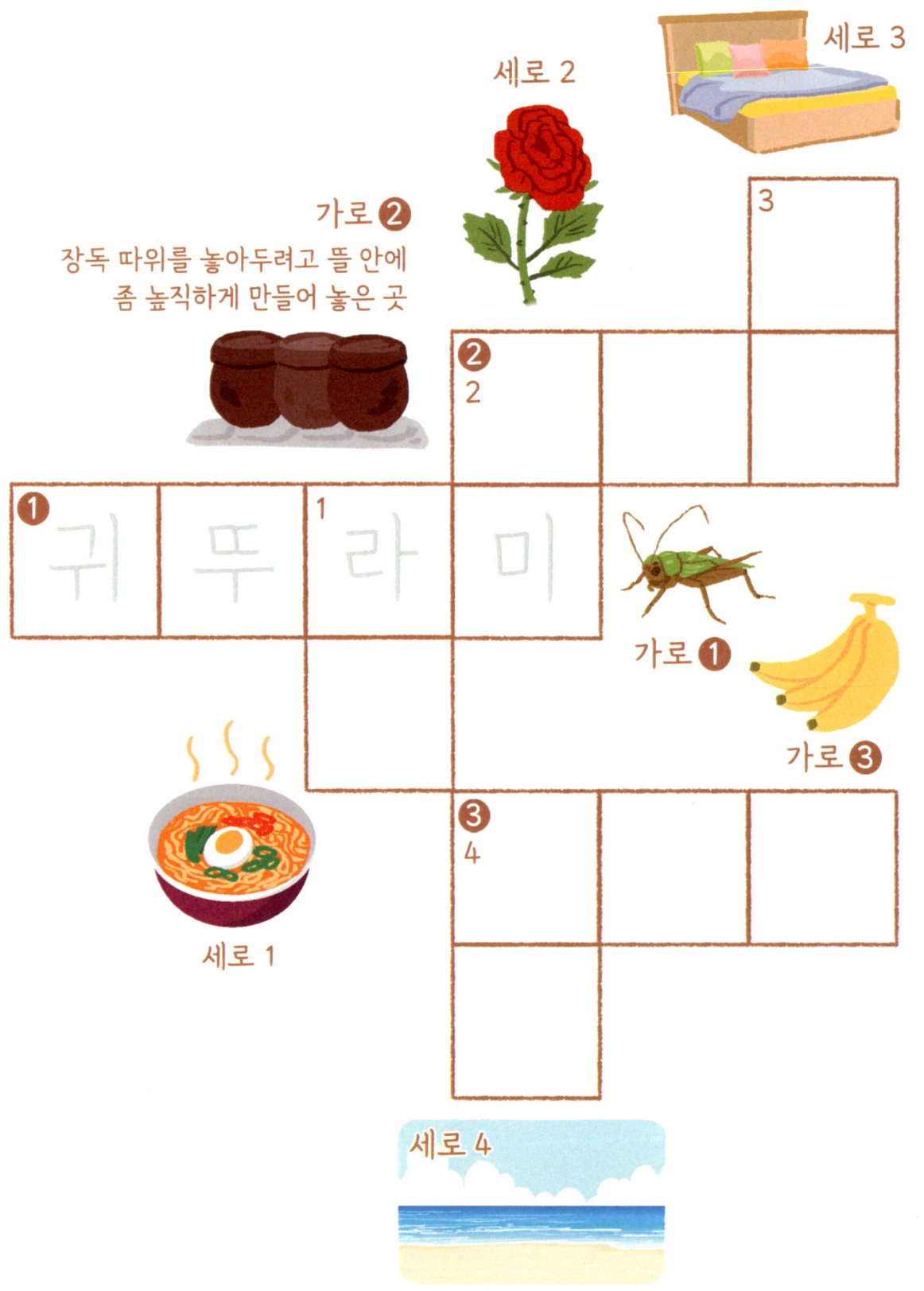

사고력 훈련

알맞게 분류하기

<보기>의 그림들을 아래의 분류표에 알맞게 분류하여 이름을 적어보세요.

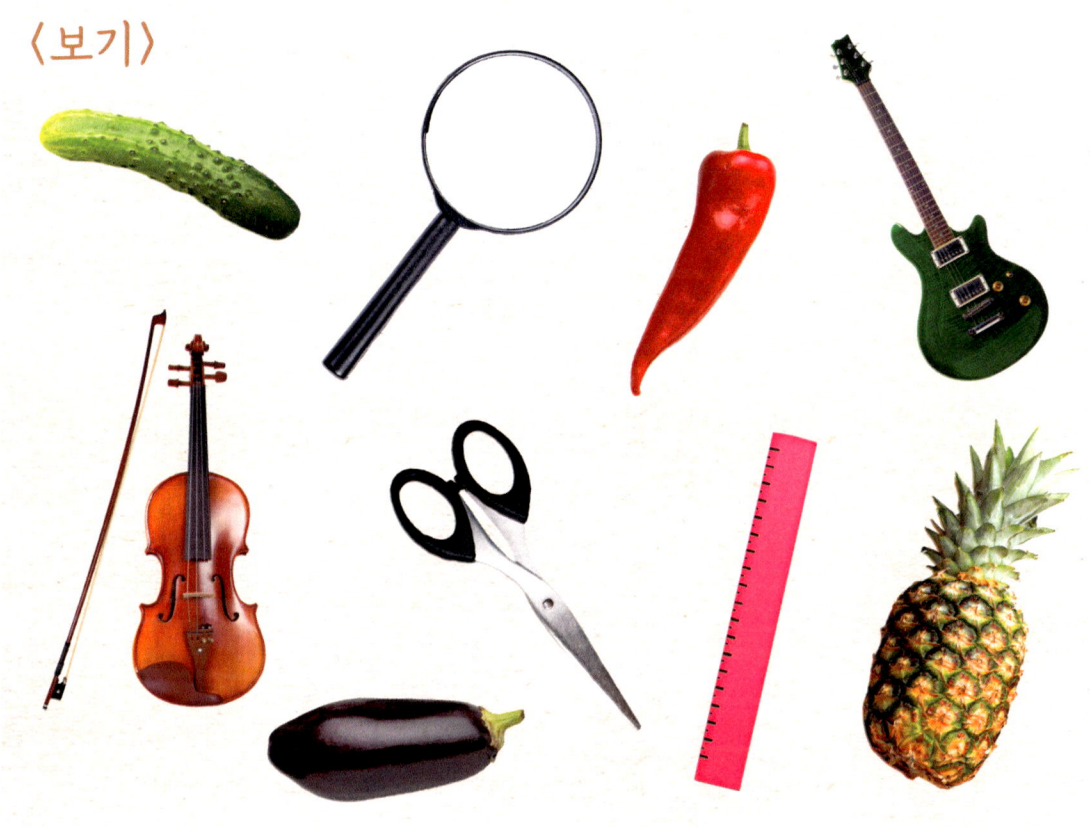

문구류	식품류	악기류

똑같이 색칠하기

〈예시〉를 참고하여 앞치마의 빈 부분을 똑같이 색칠해 보세요.

그림 사칙연산

아래 사물의 개수를 세어보고 사칙연산을 해보세요.

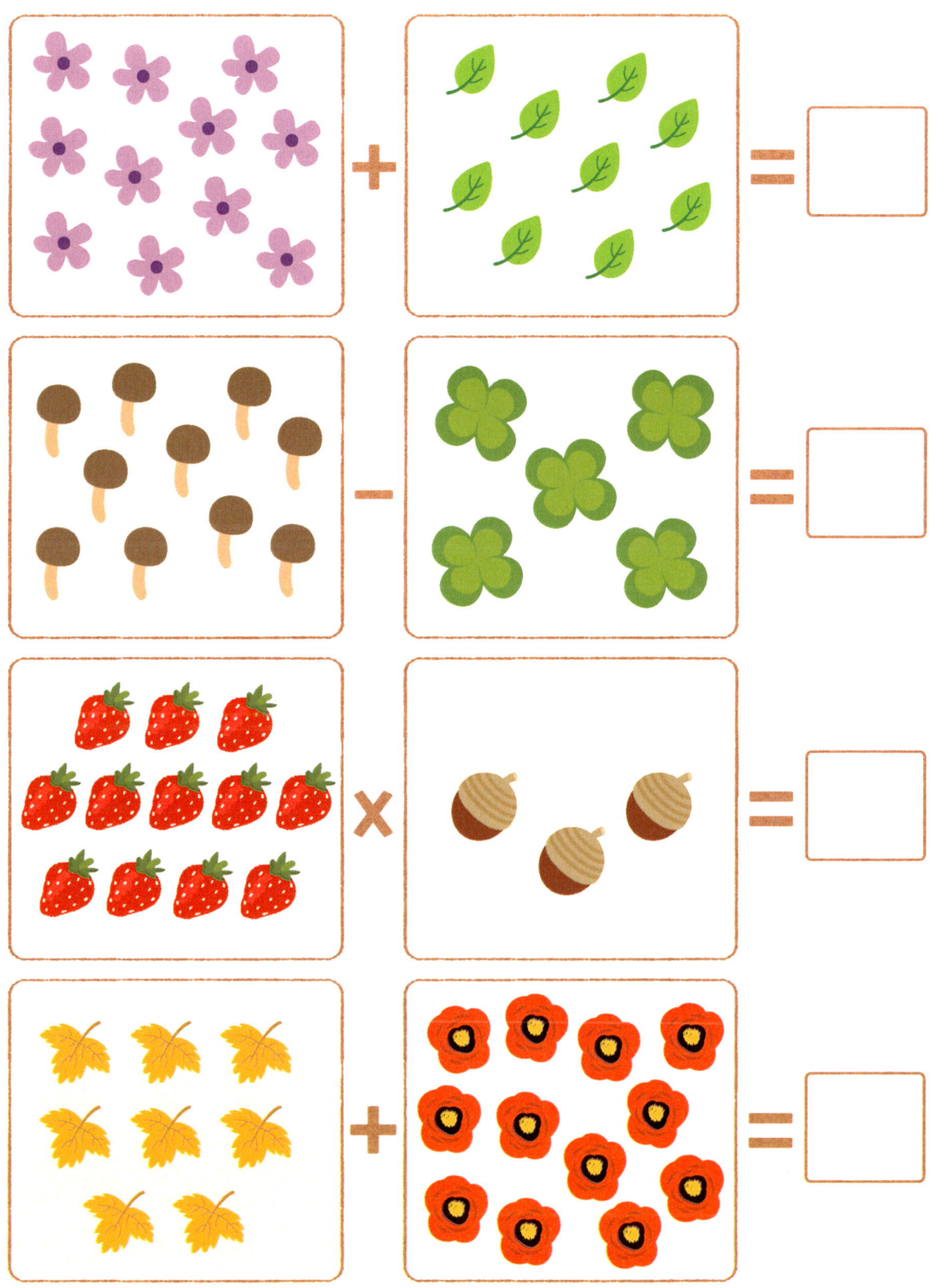

집중력 훈련   년   월   일   요일

글자 찾기

아래 표에서 '윤'을 모두 찾아 동그라미 해보세요.

윤	인	연	윤	요	인
율	윤	효	요	인	얀
휴	얀	연	유	윰	율
언	역	여	윤	유	효
연	윰	윤	요	윤	얀
언	유	역	율	윤	역
유	역	유	윤	윰	야
윤	윰	윤	여	여	휴

모양과 색 1

아래 그림의 모양과 색을 잘 기억하고, 다음 장으로 넘어가세요.

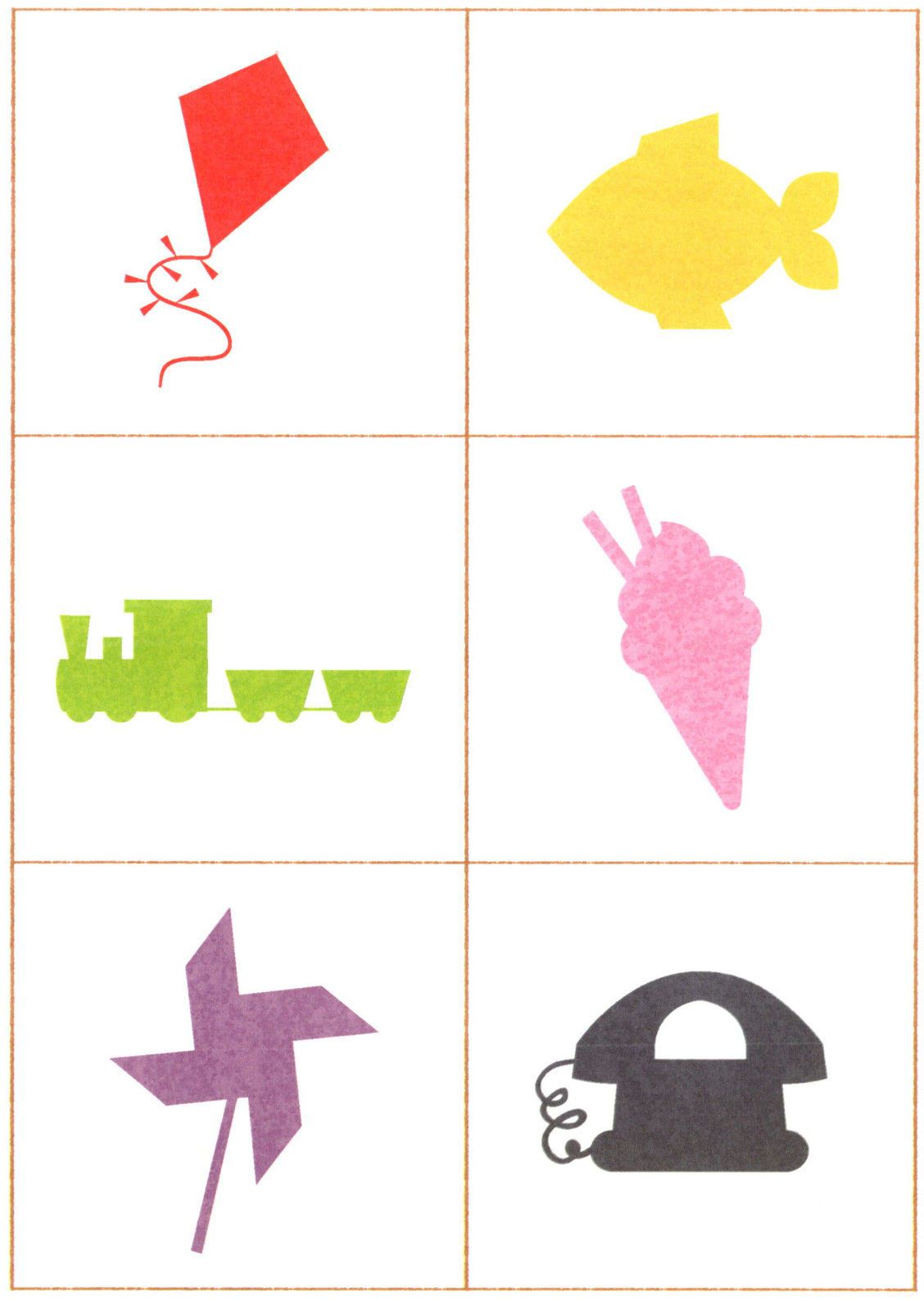

기억력 훈련   년   월   일   요일

모양과 색 2

앞 장을 잘 기억해 보고, 문제를 풀어보세요.

1. 아래 모양을 알맞은 색으로 칠해보세요.

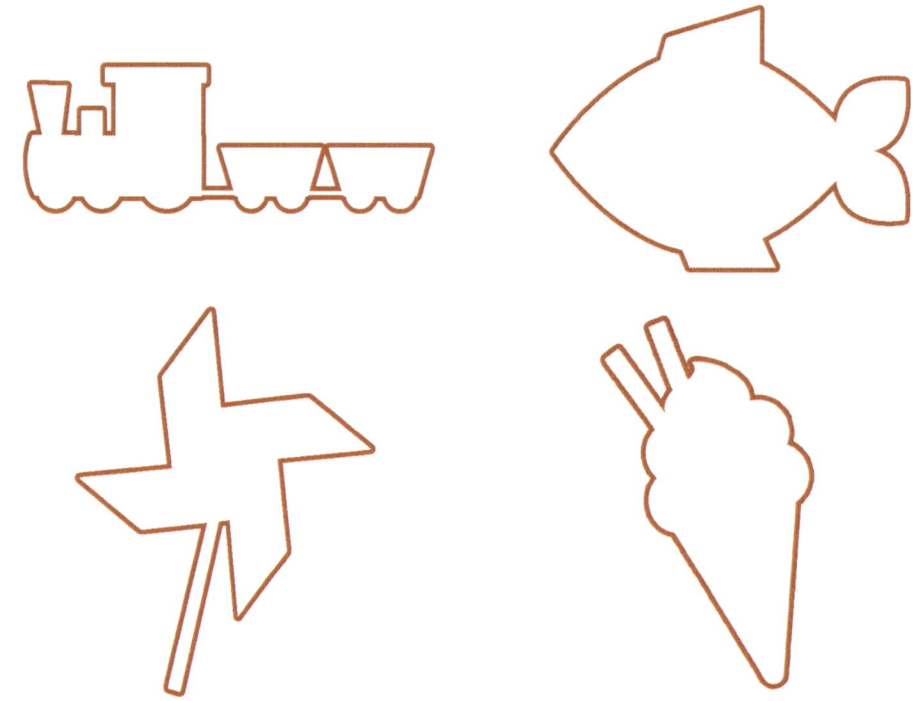

2. 앞장에 없었던 모양을 찾아 동그라미 해보세요.

영어 기본 회화 배우기

기본적인 영어 문장을 반복해 읽고 외워보세요.

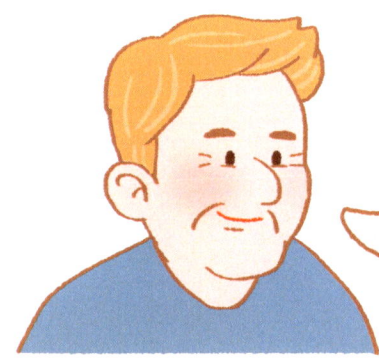

Hello. What's your name?
안녕하세요. 성함이 어떻게 되시죠?

Hello, my name is _____.
[헬로우,   마이   네임   이즈   (본인 이름)]

안녕하세요. 제 이름은 _____ 입니다.

Thank you.
[쌩크 유]
감사해요.

Sorry.
[쏘리]
미안해요.

Yes.
[예스]
네.

No.
[노우]
아니요.

단어 찾기

ㅅ으로 시작하는 단어를 찾고, 빈칸에 모두 몇 개인지 적어보세요.

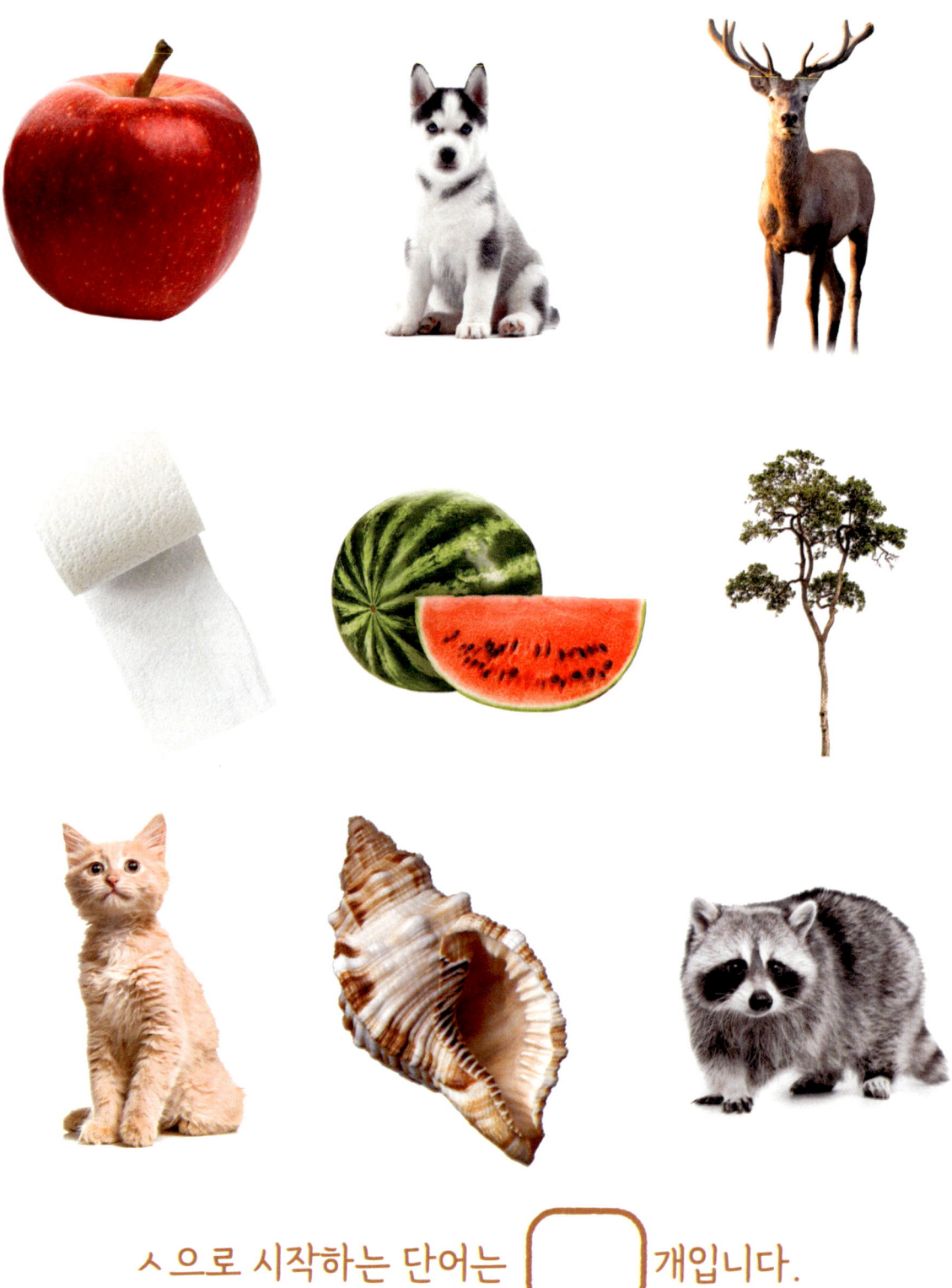

ㅅ으로 시작하는 단어는 ☐ 개입니다.

사고력 훈련   년   월   일   요일

윷놀이

윷놀이 판을 참고하여 아래 질문에 답해보세요.

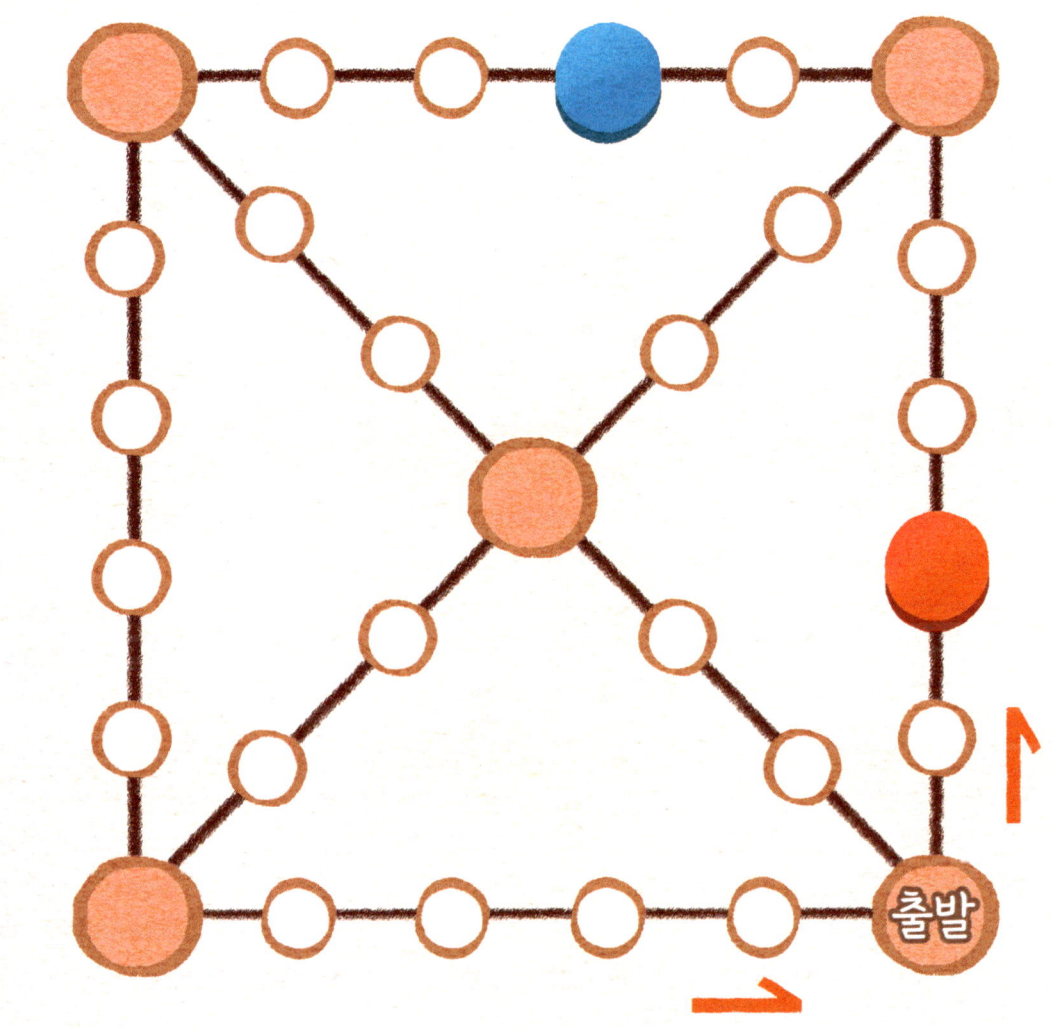

빨간색 말(🔴)이 파란색 말(🔵)을 잡으려면
어떤 말이 나와야 할까요?

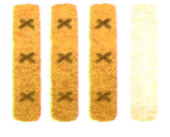 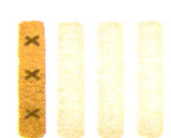   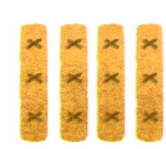
　도　　　　　개　　　　　걸　　　　　윷　　　　　모

한붓그리기

한 번 지나간 선으로는 지나가지 않고 모든 선을 이어보세요.

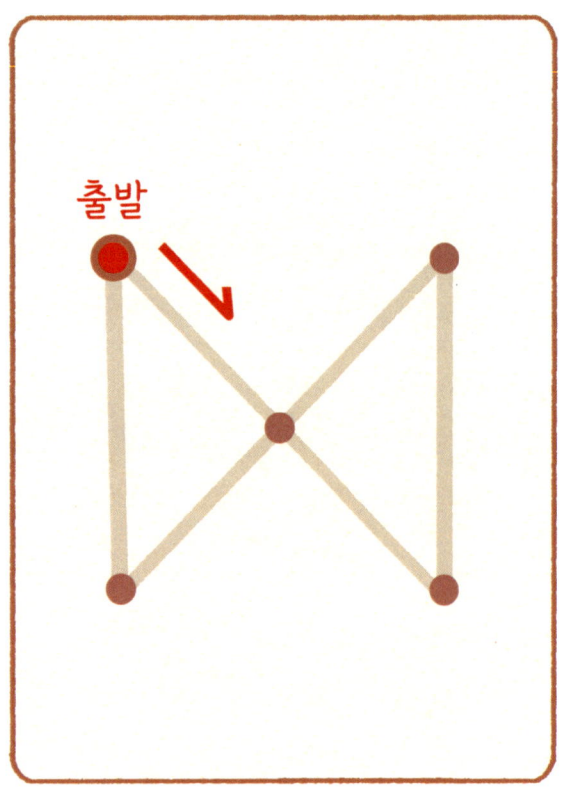
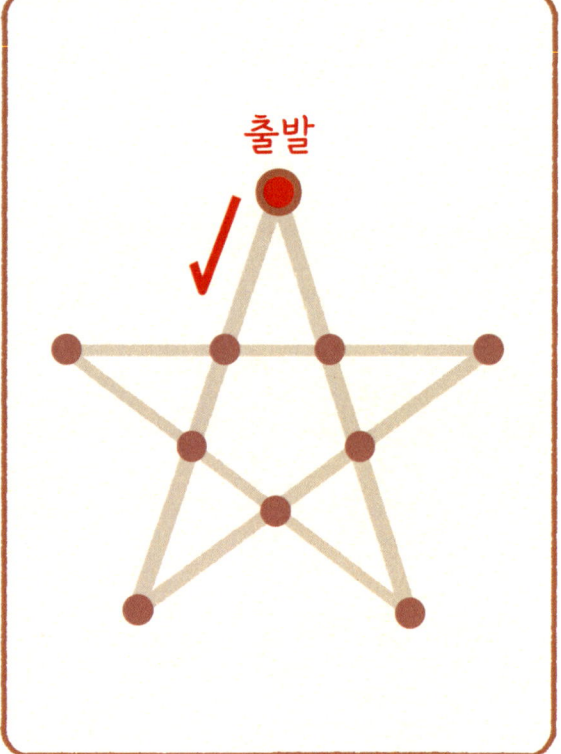
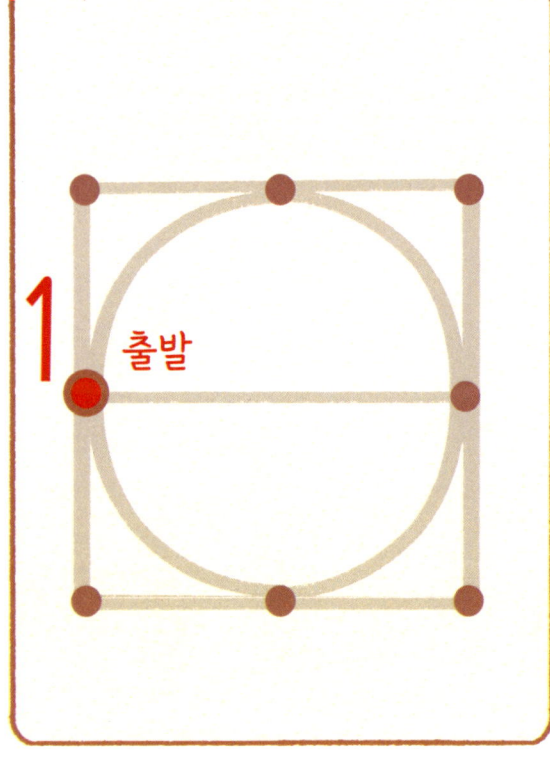
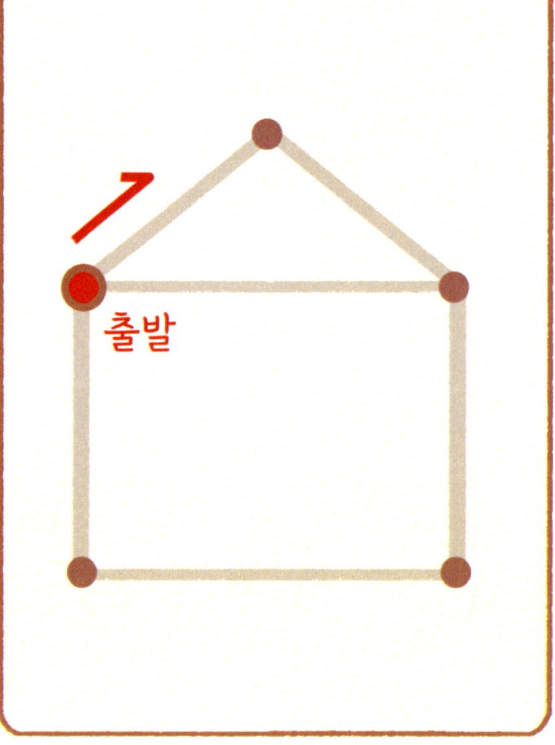

같은 모양 찾기

<보기>와 같은 모양의 국기를 찾아 동그라미 해보세요.

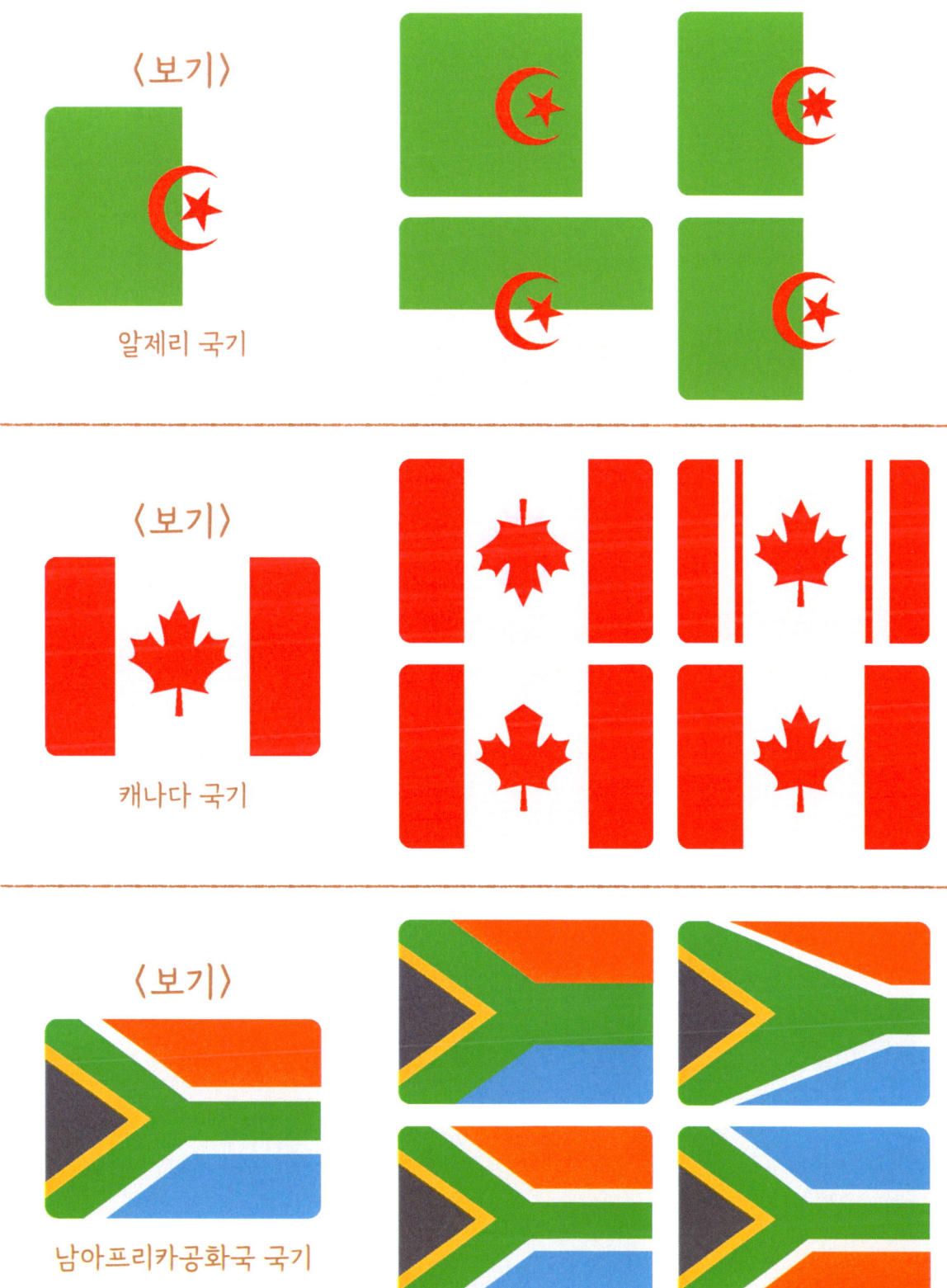

성냥개비 세기

성냥개비로 만든 모양을 보고 몇 개의 성냥개비를 사용했는지 세어 빈칸에 적어보세요.

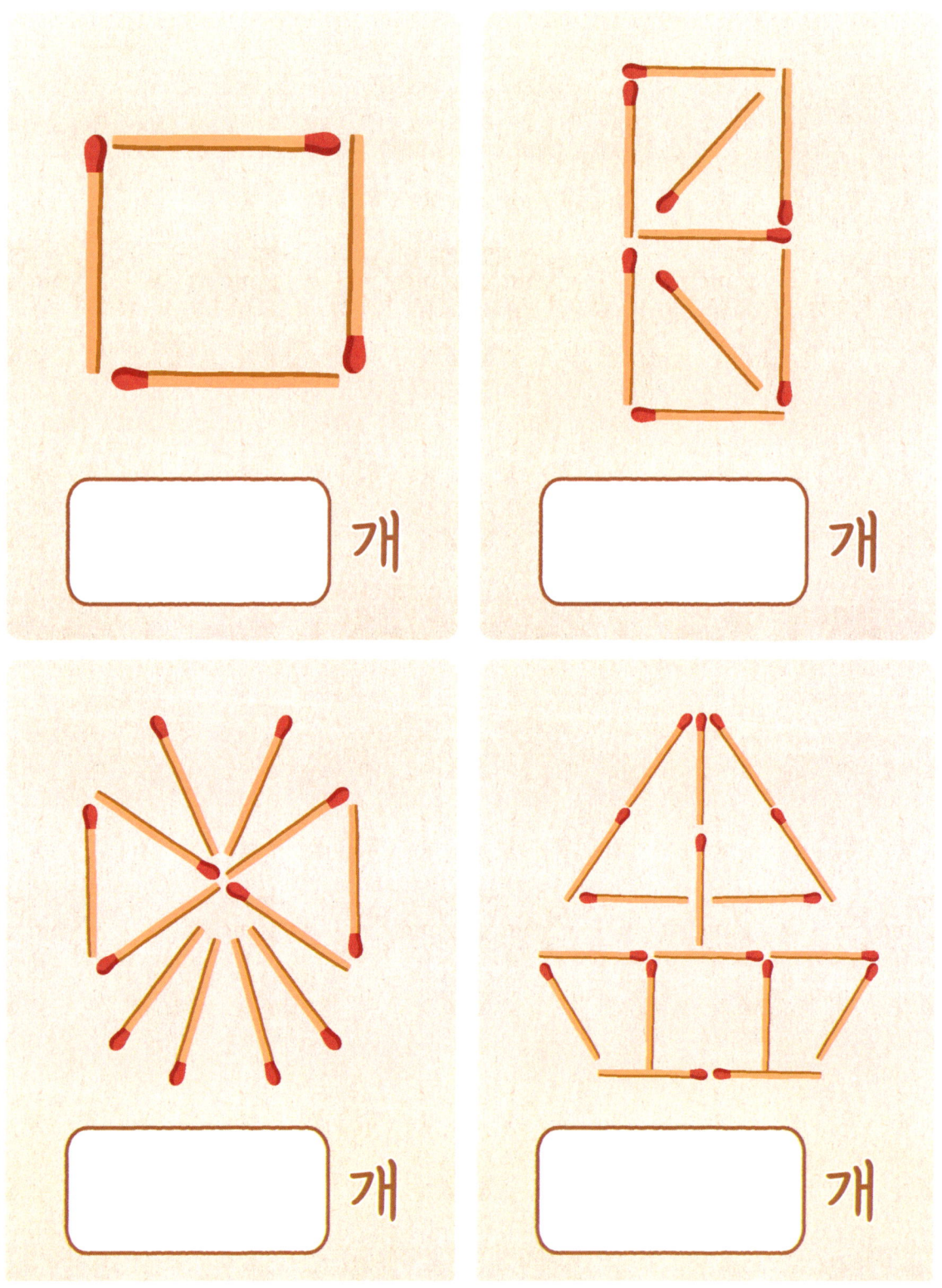

거꾸로 적어보기

〈예시〉를 참고하여 왼쪽의 사진을 보고 이름을 거꾸로 적어보세요.

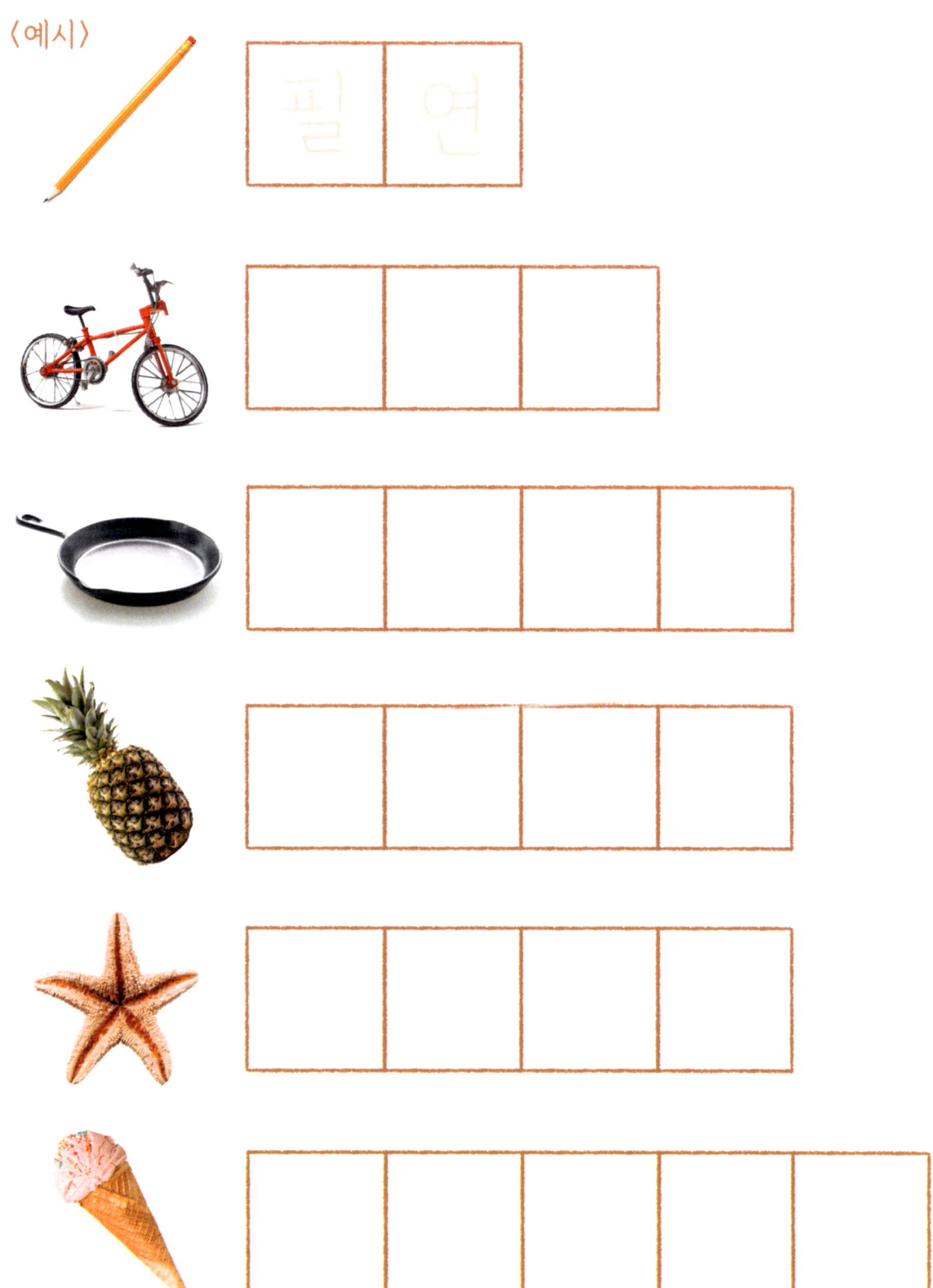

그림 색칠하기

아래 〈예시〉를 보고 꽃 화분을 예쁘게 색칠해 보세요.

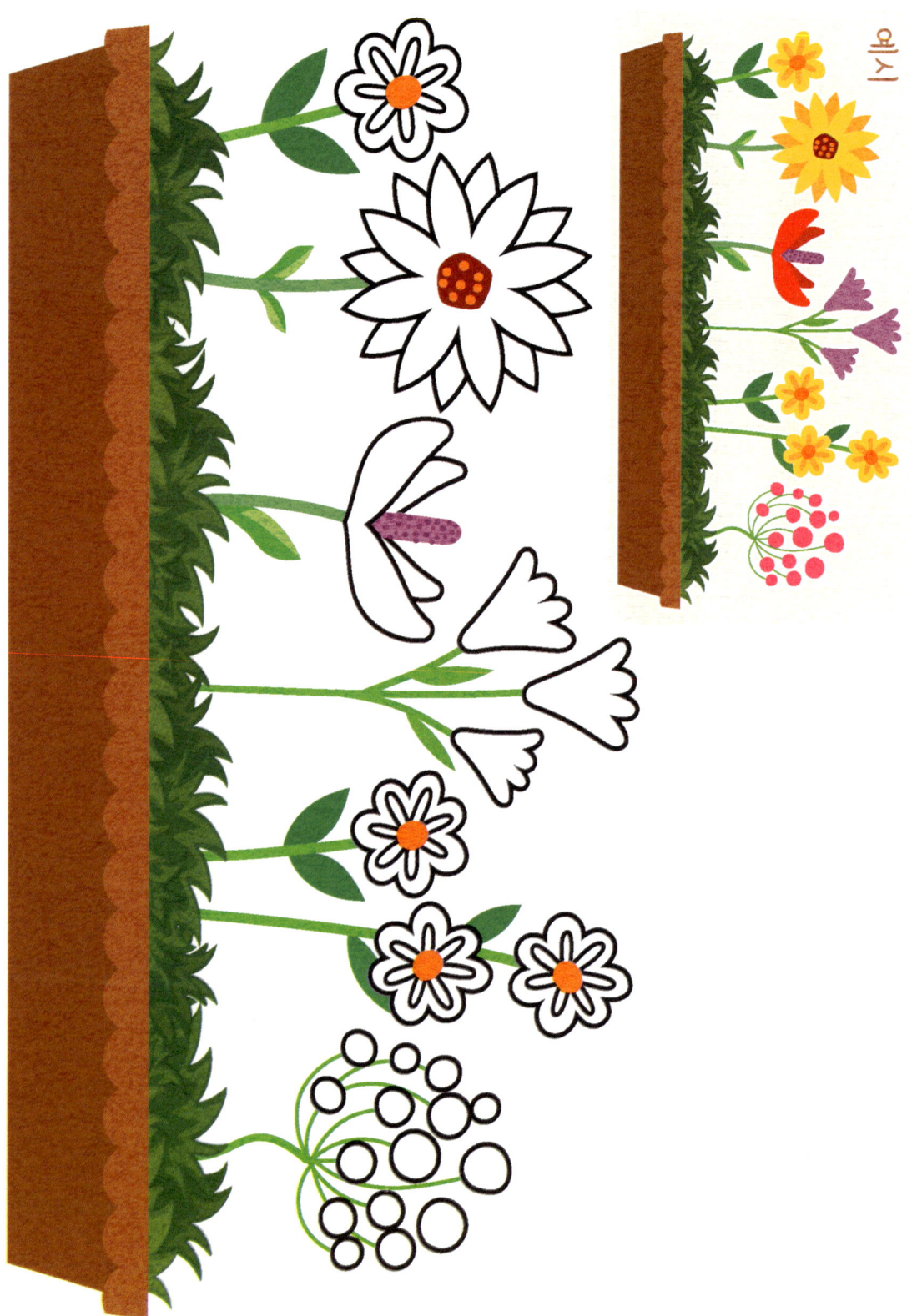

계산력 훈련

시간 유추하기

두 사람의 이야기를 읽고 해당하는 시간을 오른쪽 시계에 그려보세요.

오늘 나는 7시에 일어났어. 1시간 동안 간단하게 스트레칭을 하고 30분 동안 아침을 먹었지. 이후에는 2시간 동안 강아지와 산책을 하고 돌아왔어. 현재 시간은 몇 시일까?

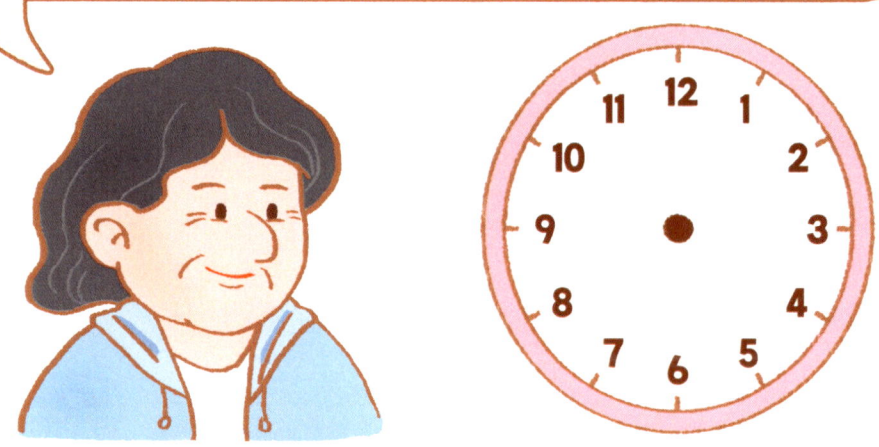

우리 집에서 버스정류장까지는 10분이 걸려. 버스를 15분 동안 타고 가다 하차한 후, 15분을 더 걸어가면 동생 집에 도착해. 동생네 집에 도착한 시간은 오후 4시 40분이야. 그렇다면 나는 집에서 몇 시에 출발했을까?

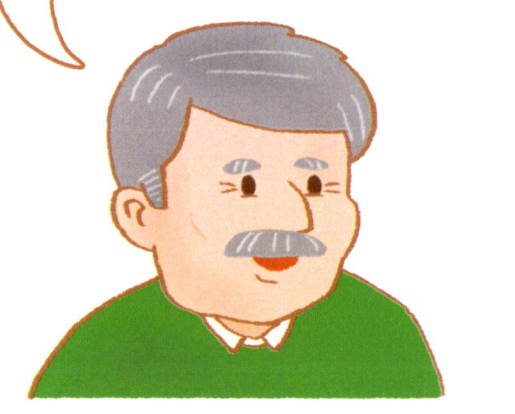
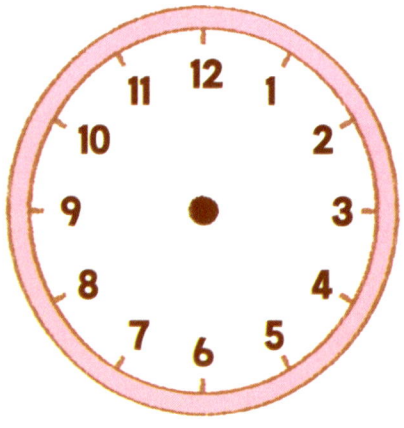

언어력 훈련

단어 만들기

제시된 자음과 모음을 모두 사용하여, 세 글자 단어를 만들어 보세요.

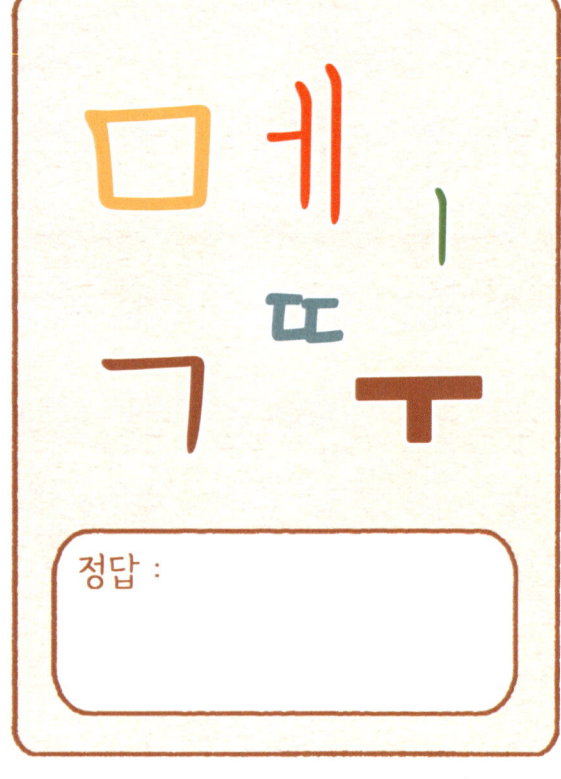

정답 :

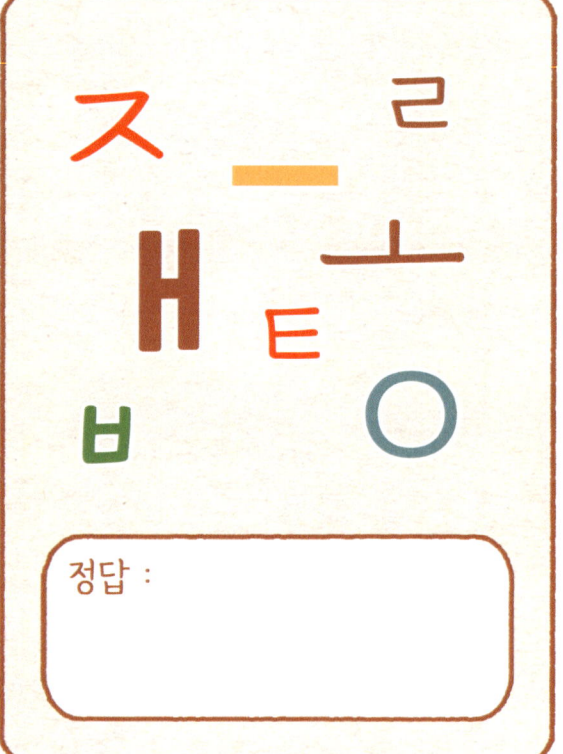

정답 :

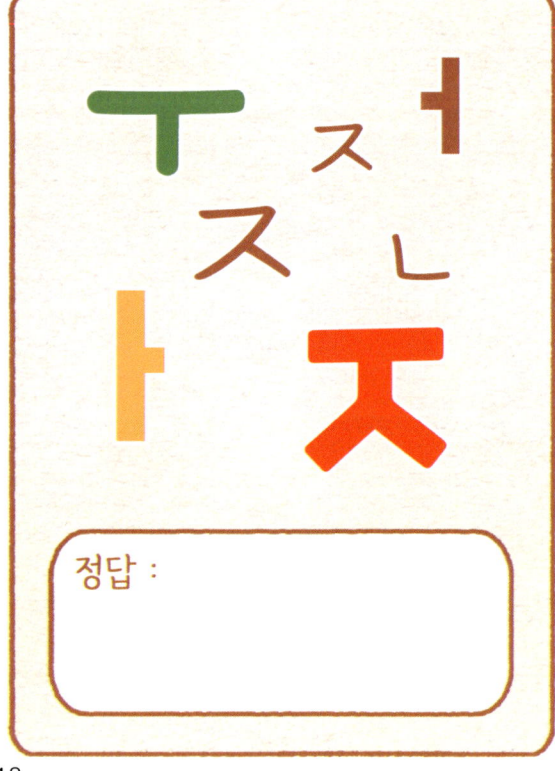

정답 :

정답 :

집중력 훈련   년 월 일 요일

가위바위보

선을 따라가 가위바위보 대결에서 이긴 쪽을 찾아 동그라미 해보세요.

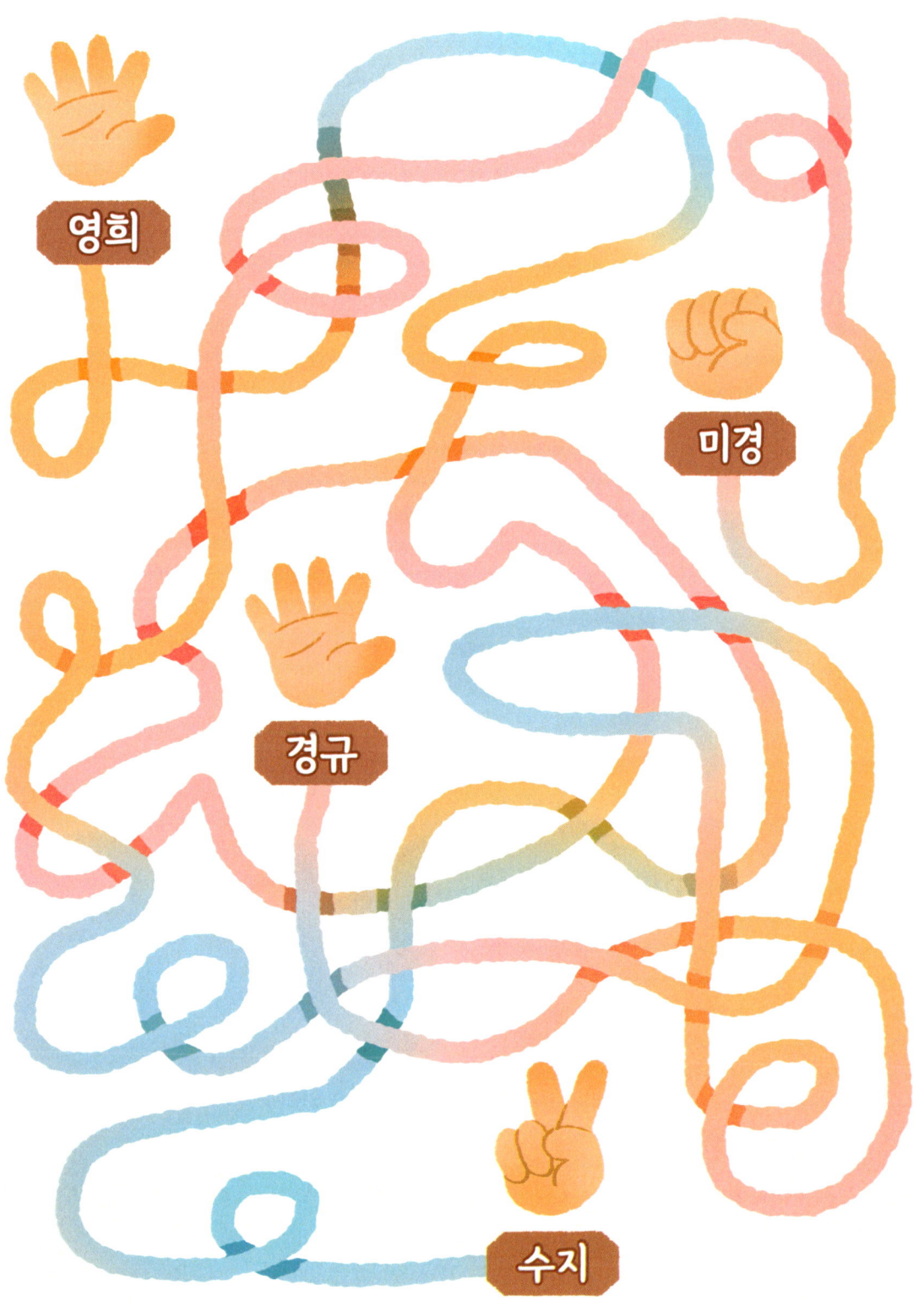

현실감각 훈련   년   월   일   요일

요즘 말 배우기

아래의 단어를 따라 써 보고 뜻을 알아보세요.

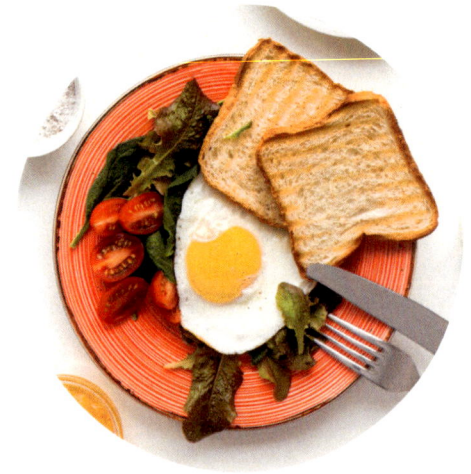

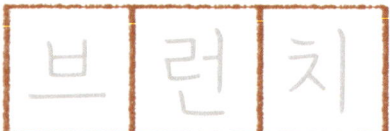

브런치는 아침 겸 점심으로 먹는 오전 식사를 말합니다.

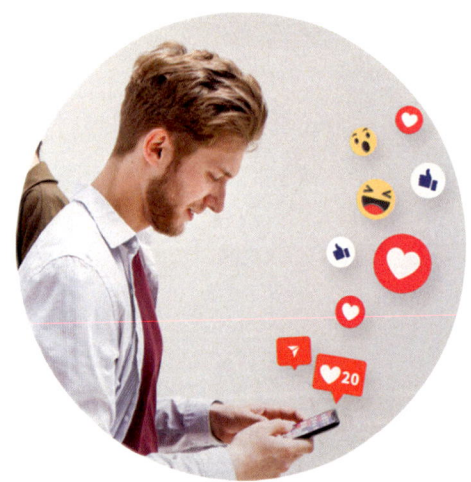

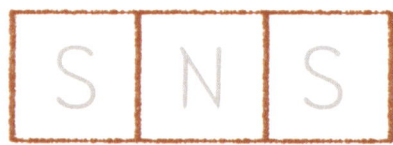

SNS는 인터넷상에서 형성된 관계 구조인 '소셜 네트워크'를 다른 사람들과 형성하여 소통망을 제공하는 서비스입니다.
예) 유튜브, 인스타그램

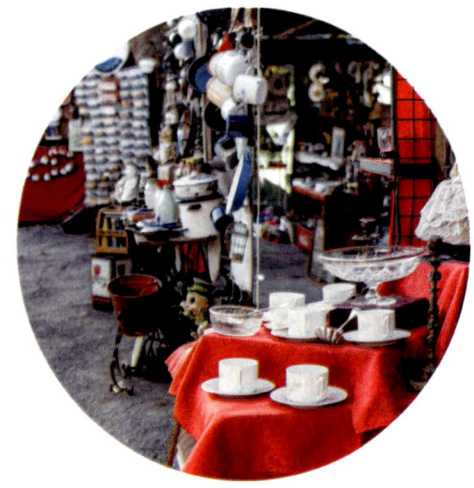

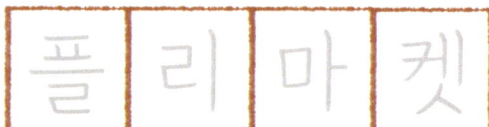

플리마켓은 벼룩시장을 뜻하는 단어로, 온갖 중고품을 팔고 사는 만물 시장입니다.

우리 동네 지도 1

아래 지도를 잘 기억하고, 다음 장으로 넘어가세요.

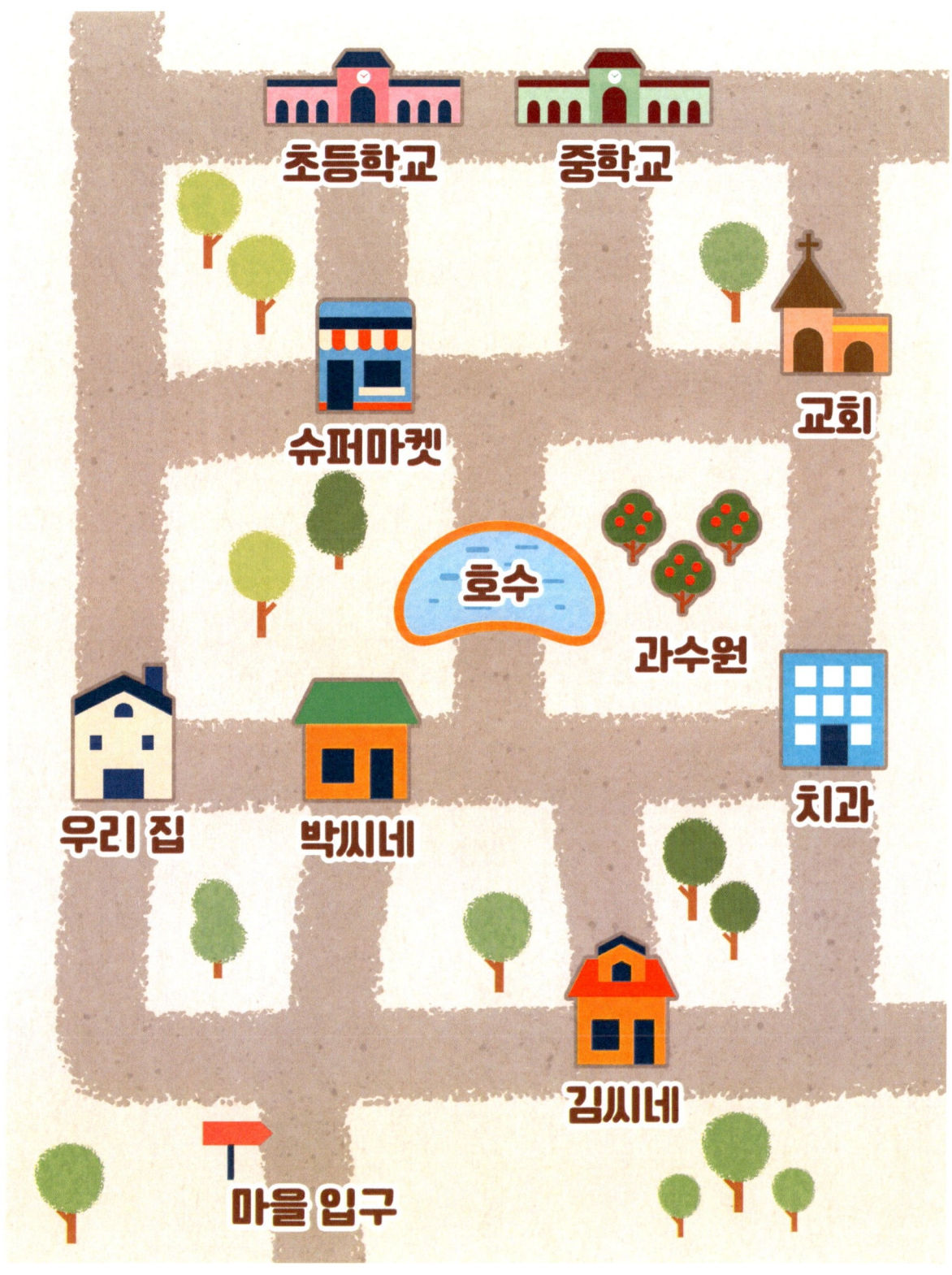

기억력 훈련 년 월 일 요일

우리 동네 지도 2

앞 장의 지도를 잘 기억해 보고, 아래 질문에 답해보세요.

1. 지도상에 있는 요소를 모두 찾아 동그라미 해보세요.

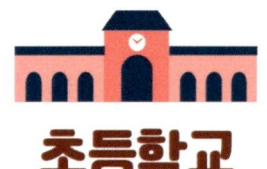  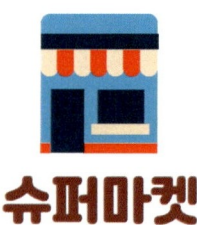

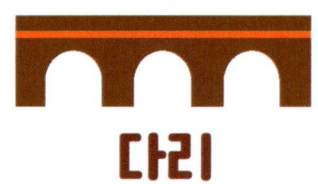 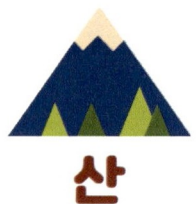 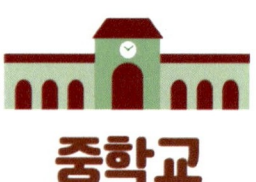

2. 우리 집과 바로 옆에 이웃하고 있는 건물은 무엇일까요?

 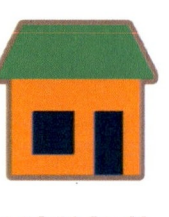 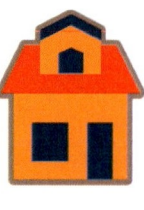

3. 마을 중심에 있던 호수는 어떤 모양인가요?

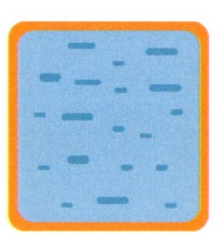 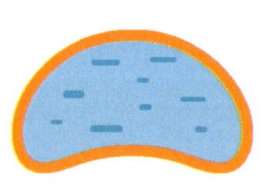 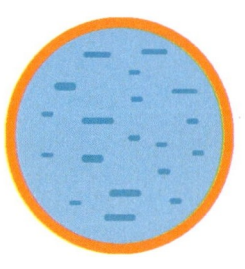